AF402652

ÉPIDÉMIE

FIÈVRES INTERMITTENTES GRAVES

PAR L. MORISSEAU

DOCTEUR-MÉDECIN DE LA FACULTÉ DE PARIS

MÉDECIN DE L'HOPITAL DE LA FLÈCHE, MEMBRE CORRESPONDANT
DE LA SOCIÉTÉ DE MÉDECINE DU MANS, MEMBRE TITULAIRE
DE LA SOCIÉTÉ D'AGRICULTURE D'ILLE-ET-VILAINE

SE TROUVE AUX BUREAUX DU JOURNAL *l'Union Médicale*
Rue du Faubourg Montmartre, 56, Paris

1860

ÉPIDÉMIE

FIÈVRES INTERMITTENTES GRAVES

Quelques mots avant d'entrer en matière.

A la suite de l'hiver froid et mouillé de 1859 à 1860, et dans un printemps dont chaque jour est entrecoupé de chaleur et de pluie, les fièvres-intermittentes sont observées dans un grand nombre de nos contrées de l'ouest, et, dans certaines localités, paraissent se montrer sous la forme épidémique.

Depuis 1831, époque à laquelle le mémoire que je présente ici a été rédigé et lu par moi à la société de Médecine de Paris, puis imprimé, par décision de cette société, dans le tome VI des *Transactions Médicales,* décembre 1831, depuis ce long laps de temps, j'ai été, chaque année, en position d'appliquer le cachet de l'expérience à mon petit travail.

L'actualité du moment me décide donc à livrer ce *mémoire* à une publication particulière, dans le seul but d'être utile.

Je compte que mes confrères vraiment praticiens ne m'en sauront pas mauvais gré ; car c'est là de la médecine pratique, usuelle, toujours bonne, j'oserai dire certaine dans ses résultats : j'en suis arrivé à ce point, dans les fièvres intermittentes ordinaires, qui n'ont pas pour source une affection organique, de pouvoir prévenir, avec certitude, les malades *qu'ils n'auront plus qu'un seul accès ;* pour cela j'ai besoin de m'assurer de la marche de la fièvre, de calculer l'avance ou le retard ; alors je donne une première dose du médicament deux heures avant le frisson et une dose semblable une heure avant le frisson : si ma prescription est exactement suivie, voici ce qui se passe : ou l'accès manque, mais cela est rare, ou il reparaît, et alors il est violent ; mais ce sera le dernier, pourvu que le médicament soit administré de nouveau à la même dose et aux mêmes heures, avant le deuxième accès qui devrait avoir lieu :

Que les fièvres soient quotidiennes, tierces, double-tierces, quartes ou double-quartes, l'effet est le même. L'important est de distinguer le type de la fièvre et sa marche, en questionnant d'abord et en observant soi-même quand il existe un doute, car, sur ce point, toute erreur est nuisible. J'ai vu des fiévreux bourrés de quinine et qui ne guérissaient pas ; c'est alors que la tuméfaction de la rate ou du foie se prononçait, mais le plus souvent de la rate ; et c'était dans ce cas que le médicament était vigoureusement accusé par ses adversaires : calomnie ! car employé après quelques jours de relâche, d'une manière rationnelle, la fièvre disparaissait, la tuméfaction des organes marchait promptement vers la résolution.

Je ferai remarquer qu'à l'époque où j'écrivais ce mémoire, on était encore, en province, fort en crainte avec la quinine, que beaucoup de médecins la rejetaient même complètement, et que d'autres l'employaient à doses si minimes et dans des moments si inopportuns, qu'on n'en obtenait rien : *inde iræ !* Je devais voir tous mes fiévreux tomber obstrués ou hydropiques ; beaucoup sont encore vivants et, par leur présence, protestent en faveur du traitement qui les a guéris.

J'ai dit ce que pouvait faire la quinine dans les fièvres reconnues intermittentes, essentielles, comme on disait ; alors j'ajouterai que, dans certaines réactions intermittentes ou rémittentes qui se manifestent à la suite des phlegmosies internes ou externes, où il y a suppuration et résorbtion de la matière purulente, le pus jouant le rôle des miasmes, la quinine est encore un puissant moyen ; ainsi dans la dothinentérite, à l'époque de la suppuration des pustules, le génie intermittent ou rémittent se manifeste toujours, et, en agissant avec de grandes précautions, j'ai eu à me louer de l'usage de la quinine, de même que dans les cas de pneumonie suppurante ou de tout autre vaste foyer de suppuration.

On verra, dans le cours de mon mémoire, l'influence que peuvent avoir les logements insalubres sur la production des fièvres; là, c'est par la respiration que s'introduisent dans la circulation les miasmes putrides, cause principale de l'affection morbide; aussi est-ce dans les campagnes que la maladie se rencontre le plus souvent.

Le cultivateur mérite, à tous égards, l'attention et la protection; il est le père nourricier; si la santé lui manque, il ne travaille plus, les champs sont mal cultivés, le propriétaire ne peut toucher ses rentes, le blé devient cher.

Le propriétaire, de terrain de culture est trop peu soigneux, en général, du logement du cultivateur; les maisons des fermiers sont trop peu aérées, humides; le cultivateur dépose ses fumiers en face de la porte de sa maison dont l'ouverture est presque toujours au midi ou au levant; devant cette maison on trouve une grande mare d'eau croupie où viennent se déverser les eaux pluviales des bâtiments et le purin provenant des étables, eau qui sert le plus souvent à abreuver les animaux, pour la plus grande commodité, dit le fermier, et aussi parce qu'il prétend que cette *eau fait mieux engraisser les animaux*. Ces braves gens ne peuvent pas comprendre que les rayons du soleil levant ou du soleil de midi soulèvent une grande quantité de miasmes qui remplissent leurs habitations, et qui, au printemps et à l'automne, donnent des fièvres, au point que, dans beaucoup de nos fermes, ces fièvres peuvent passer pour endémiques.

Ce serait donc au propriétaire à aviser, dans son intérêt personnel seulement, s'il mettait de côté le but humanitaire et l'intérêt général; ce serait là aussi où l'administration pourrait appliquer franchement le règlement sur les logements insalubres.

Je donnais alors et je donne encore aujourd'hui des soins à

beaucoup de cultivateurs; j'ai pu les étudier de près et longtemps; je dirai à ce sujet que la pratique de la médecine n'est
pas aussi facile avec ces braves gens qu'on pourrait se l'imagi-
ner; c'est une étude toute particulière à faire. Un jour, je
l'espère, je reviendrai sur ce sujet, et je donnerai, si je le
puis, une petite brochure que je dédierai aux jeunes confrères
qui se destinent à pratiquer dans les campagnes.

La Flèche (Sarthe), 15 *juin* 1860.

MÉMOIRE SUR UNE ÉPIDÉMIE DE FIÈVRES INTERMITTENTES QUI
A RÉGNÉ EN 1828 ET 1829 DANS SIX COMMUNES DE L'ARRON-
DISSEMENT DE LA FLÈCHE.

Vers le mois de mai 1828, j'observai dans l'étendue de six
communes de l'arrondissement de La Flèche (Sarthe) un assez
grand nombre de personnes atteintes de fièvres intermittentes
tierces. Cette affection me parut devoir être endémique dans
ce pays où la plupart des habitations de campagne sont cons-
truites sur un sol bas et humide, et ont des planchers sans
carreaux, qui ne sèchent jamais, etc., ne sont percées que de
très étroites ouvertures, au même vent, et ont sous ces ouvertures mêmes des fumiers, des eaux croupies qui tarissent
chaque année.

Le dire des habitants confirmait le jugement que m'avait
fait porter la constitution médicale de la contrée.

Tous les ans on voit des fiévreux dans ce pays. Je ne donnai
donc d'abord à cette affection qu'une attention assez médiocre;
ce ne fut que plus tard, lorsque la maladie, prenant la forme
épidémique, devenait souvent mortelle, que je crus devoir
revenir sur le passé, l'examiner afin de la comparer à ce que
je voyais.

Les fièvres du mois de mai marchaient franchement, régulièrement, et se caractérisaient par les trois périodes de frisson, chaleur, sueur : la face était grippée dans le froid, vultueuse dans la chaleur et la sueur ; pendant tout l'accès, céphalalgie, douleurs lombaires aiguës, constantes, douleurs contusives des membres abdominaux et principalement de leurs articulations ; bouche pâteuse, langue couverte d'un enduit épais, blanchâtre, poisseux, rouge assez souvent à sa circonférence ; anorexie, nausées, rarement vomissement ; soif modérée, souvent nulle ; constipation ou léger dévoiement, urines abondantes et claires au commencement de l'accès, rares, rouges à sédiment briqueté vers la fin ; toux sèche ; réaction vive ; sueurs abondantes. Au bout de huit à douze heures, apyrexie complète. Il ne reste aux malades que des lassitudes ; ils vaquent à leurs affaires. Les accès allaient toujours en avançant de deux à trois heures.

La plupart de ces fièvres cédaient subitement à une évacuation sanguine pratiquée dans l'apyrexie ; quelques malades, d'une frêle constitution, n'eurent besoin pour guérir que de s'astreindre pendant quelques jours à l'usage de tisanes rafraîchissantes et d'une alimentation peu nutritive.

D'autres fiévreux recouvrèrent la santé par le sulfate de quinine : beaucoup guérissaient sans traitement, du sixième au huitième accès.

Les fièvres qui avaient disparu spontanément ou auxquelles on avait opposé les tisanes rafraîchissantes et la diète seulement, reparurent constamment du sixième au douzième jour, sous le même type tierce, avec les mêmes symptômes, souvent la même violence, et, abandonnées à elles-mêmes, ne donnèrent en général que le même nombre d'accès. Les malades conservaient dans l'intervalle où se trouvait suspendu la marche de l'affection, du malaise, de l'anorexie. D'autres fois la fièvre se prolongeait longtemps, en diminuant de violence et de durée, sous le type double-tierce et très rarement quotidien.

Les fiévreux chez lesquels les émissions sanguines ou le sulfate de quinine, ou l'un et l'autre avaient été employés, furent en assez grand nombre complétement guéris. Le plus petit nombre seulement, après quinze jours de bonne santé, ressentit du quinzième au vingtième jour, dans la soirée ou la nuit, des mouvements fébriles, type tierce. A un frisson léger et de courte durée succédaient des sueurs plus ou moins copieuses, et, le jour, les malades, quoique un peu affaiblis, pouvaient se livrer à leurs occupations. Une nouvelle dose de quinine délivra constamment ces malades de leur fièvre, la plupart, pour ne la plus ressentir, et ceux qui éprouvèrent des récidives dans les trois semaines qui suivirent la seconde administration du sel, et qui l'avalèrent pour la troisième fois, dès la réapparition de la fièvre, se trouvèrent complètement débarrassés de cette tenace affection.

Tels sont les symptômes que présenta la fièvre à mon observation jusque vers le mois de juillet 1828. Alors tout changea de face, le nombre des malades devint tout à coup prodigieux, et l'épidémie effrayante par son caractère.

Invasion nocturne le plus souvent, quelquefois subite, quelquefois précédée de courbatures, de lombago, d'anorexie; de diarrhée, de pustules sur les lèvres, d'odontalgie (1).

Dès le frisson, dont la durée est de six à huit heures, les malades tombent dans une prostration extrême : face pâle, décomposée, paupières closes, lèvres livides, mouvements convulsifs des muscles de la face, aphonie, immobilité complète; intelligence intacte, quelques signes expressifs l'annoncent : peau fraîche, naturelle, pouls presque imperceptible, cent soixante à cent quatre-vingts pulsations par minute; respiration incomplète, saccadée, fréquente, trente à quarante inspirations par minute; langue rouge lie-de-vin à sa circonférence, couverte dans tout le reste de son étendue d'un enduit blanchâtre ou verdâtre très épais; vomissements continuels de matières noirâtres ou sanguinolentes, déjections alvines semblables; trente à quarante vomissements dans une heure, autant de selles; soif nulle, ischurie opiniâtre pendant tout l'accès.

D'autres fois la face est vultueuse, l'œil saillant, animé, l'air menaçant ou annonçant une gaîté excessive, délire analogue :

____

(1) J'ai vu souvent l'odontalgie annoncer la réapparition de la fièvre après sa suppression.

des malades chantent pour la première fois de leur vie ; ils sont dans une agitation continuelle. La langue est rouge vif dans toute son étendue, la soif inextinguible, nausées permanentes sans vomissements ; constipation, urines rares et claires pendant tout l'accès, l'émission en est plus ou moins difficile.

D'autres malades ont les traits naturels, les yeux fermés, l'intelligence intacte, de la constipation, pas de nausées, ni de vomissements.

Chez tous les malades, lipothymies fréquentes ; tous indiquent l'épigastre comme siége principal du mal ; le ventre est ballonné, de fréquents borborygmes se font entendre ; le poids des couvertures les plus légères est insupportable. Tous les fiévreux accusent aussi une vive douleur à la tête, aux lombes et à la partie postérieure des cuisses, suivant le trajet du nerf sciatique.

Trente-six, quarante-huit, souvent même soixante-douze heures après l'invasion de ce premier accès, quelques gouttelettes de sueur viennent à sourdre sur le front et l'épigastre, rarement sur la totalité de la surface cutanée ; dès lors l'état du malade s'amende ; le pouls se relève et se ralentit, la respiration moins vive se régularise ; les vomissements, les selles, ne reparaissent plus ; les urines coulent librement ; elles sont le plus souvent très claires. Les malades s'assoupissent, et au bout de quelques heures se réveillent, conservant à peine le souvenir de ce qui s'est passé. Ils se trouvent courbaturés, rompus. Tous les organes ont repris leurs fonctions, souvent l'appétit se manifeste, et les malades sortent de leur lit, comme en franche convalescence ; mais après dix-huit ou vingt-quatre heures d'apyrexie, un nouvel accès survient, annoncé seulement par un léger frisson de quelques minutes ; les mêmes symptômes reparaissent en augmentant d'intensité, et d'autres plus effrayants s'y joignent encore.

Rotation rapide des globes des yeux, convulsions, craquement des dents, trismus ; assoupissement comateux dont on ne peut tirer le malade. Les pulsations des grosses artères sont seules sensibles ; les poumons semblent à peine se dilater. Les matières des selles et des vomissements salissent la couche du malade, qui ne fait plus aucun mouvement pour satisfaire ses besoins. L'urine ne coule plus.

Ce second accès, plus court que le premier, se termine seize ou vingt-quatre heures après son invasion. Une légère humidité de la peau annonce la chute de la fièvre. Les malades recouvrent, partiellement au moins, l'usage de leurs facultés; ils semblent sortir d'un profond sommeil. L'apyrexie est complète, mais les malades ont l'air hébété, la pupille extrêmement dilatée, l'œil constamment fixé sur un même objet. Ils sont en supination, immobiles et sans force; ils ne répondent qu'avec peine, par monosyllabes, et sans avoir l'air de penser à leurs réponses; ils se disent *bien*. La peau devient fraîche, le pouls est faible, régulier, sans fréquence; la respiration paisible et lente, la bouche est amère et la langue couverte d'un enduit verdâtre très épais. Pas de faim, pas de soif.

Chez d'autres sujets, bouche fuligineuse, langue racornie, soif inextinguible, pouls fréquent et dur; un ictère des plus prononcés s'est souvent fait remarquer dès le premier accès, et a presque été constant au second.

Après cinq ou six heures de calme, dans la soirée ordinairement, un nouvel accès survient; les symptômes, toujours les mêmes, sont beaucoup moins alarmants; ils se prolongent pendant huit à douze heures; puis vient une apyrexie de demi-heure à une heure; ensuite un léger refroidissement des extrémités prélude à la manifestation d'un accès semblable par sa violence aux deux premiers. Sa durée, de seize à dix-huit heures, est suivie d'une apyrexie de cinq à six heures, à laquelle succède un moindre accès de huit à douze heures, suivi d'une apyrexie d'une demi-heure à une heure, que termine un violent accès. L'affection, abandonnée à elle-même, continue sous ce type double tierce.

Des sujets affectés, quelques-uns moururent dès les premiers accès; beaucoup d'autres ou tombèrent dans le marasme, ou devinrent hydropiques, conservant chaque jour, sans régularité, des frissons, des vomissements, de la diarrhée ou une constipation opiniâtre. La mort termina, plus ou moins promptement, leur pénible existence.

Le plus grand nombre des malades survécut, tourmenté pendant plusieurs mois par des accès irréguliers plus ou moins rapprochés. Ces derniers présentèrent avec la teinte ictérique, ou jaune mat, des engorgements énormes des viscères splénique ou hépatique, l'anasarque, des vomissements fréquents et la sensation pénible d'une boule dans l'estomac.

Telle fut la marche générale de l'épidémie observée sur six cent soixante individus.

Obs. I. Grignard, enfant de deux ans, de faible constitution, d'un tempérament caractérisé par l'atonie du système lympathique, habitant une maison assez saine, sur un lieu élevé, est pris tout à coup, dans la nuit, sans cause connue, le 5 juillet, de tremblement et de convulsions. A six heures du soir, même jour, je vois le malade; il est couché en supination : face pâle, traits retirés, mâchoires fortement contractées; nul signe d'intelligence, peau froide et sèche, respiration fréquente, saccadée, pouls imperceptible; inspection de la bouche impossible, ventre souple, paraissant insensible, constipation; le malade a uriné une fois seulement dans la journée. Plusieurs fois en ma présence il a poussé pendant quelques instants des cris aigus, s'est agité en se portant les mains à la tête et faisant craquer ses dents.

Diagnostic. Méningite ou *hydrocéphale aiguë.* (Cinq sangsues à chaque apophyse mastoïde, bains de pieds aiguisés, très chauds et répétés souvent, compresses imbibées d'un mélange réfrigérant sur la tête et souvent renouvelées; un quart de lavement simple, deux fois le jour, tilleul, eau sucrée pour boisson. Diète absolue.)

Le 6 juillet, au matin, mieux sensible, dès la chute des sangsues qui ont été appliquées sur la région sacrolombaire; pendant la nuit, signes d'intelligence, sommeil assez paisible pendant une heure.

Au moment où je le vois, son visage est couvert de sueur, pâle, bouffi; ses yeux sont brillants; son pouls concentré bat cent trente fois par minute; sa respiration n'est plus qu'un peu fréquente. On remarque encore quelques mouvements convulsifs. Le petit malade se frotte continuellement la tête et y accuse de la douleur : son urine est claire et abondante, mais il n'y a pas eu de selles. (Potion d'eau de laitue, de fleurs d'oranger, de sirop de coquelicot ; le reste comme hier, excepté les sangsues.)

Le 7, je ne vois point le malade ; on m'apprend qu'il a eu de nouvelles convulsions aussi violentes que les premières. La constipation continue. (Six sangsues aux tempes, une pincée de sel de cuisine dans chaque lavement ; pour le reste, comme hier.)

Le 8, je ne vois point le malade ; il est mieux, mais toujours constipé. (Solution de sulfate de soude pour boisson et en lavement.)

Le 9, je ne vois point le malade ; on le croit mort pendant une partie du jour.

Le 10, à cinq heures du matin, je trouve le petit malade couvert de sueur, et dans une prostration extrême ; il donne des signes d'intelligence : face jaune mat, œil fixe et brillant, bouche entr'ouverte, respiration lente, pouls lent et souple, langue blanchâtre, ventre naturel, plusieurs selles liquides.

Diagnostic. Fièvre intermittente de fâcheux caractère. (Sulfate de quinine 40 c., à faire prendre dans le courant de la journée, si l'apparition de la fièvre n'en suspend l'administration. Un quart de lavement d'infusion de centaurée dans l'apyrexie ; tilleul, eau sucrée ; diète.)

Le 11, on m'apprend que le malade a continué d'être mieux. Il a pris le sel et reçu le lavement ; il est encore sans force ; il a bien dormi ; il demande à manger. (Tilleul, eau sucrée.)

Le 12, le malade a eu un peu de fièvre pendant trois heures dans la soirée du 11 ; aujourd'hui il est très bien, et demande à manger ; on lui accorde du bouillon, du lait.

Le 15, l'enfant est tout à fait rétabli.

OBS. II. Lamy (Jeanne), fille de vingt-six ans, d'une forte constitution, bien réglée, n'ayant jamais été malade, habitant une maison devant laquelle est une mare d'eau croupie, après huit jours de maladie, de lassitudes spontanées, d'anorexie, est saisie, dans la soirée du 20 juillet, d'un frisson de plusieurs heures de durée, suivi de chaleur brûlante, accompagné de vive douleur à la région épigastrique, de vomissements répétés de matières bilieuses et de lipothymies fréquentes.

Le 21, au matin, je vois la malade : face ictérique, décomposée; yeux brillants; sclérotique jaune foncé. Interrogée sur le siége de son mal, la malade indique l'épigastre, la tête, les lombes; délire fugace; peau brûlante et jaune; pouls petit, dur, concentré, fréquent, cent cinquante pulsations par minute; respiration fréquente, plaintive, incomplète; toux sèche; la percussion et l'auscultation ne fournissent rien; langue couverte d'un enduit verdâtre, épais, rouge à sa circonférence; vomissements fréquents de matières porracées; régions épigastrique et hypocondriaque droite très sensibles à la pression; constipation, soif inextinguible.

Diagnostic. Gastro-hépatite aiguë. (Saignée de bras de 300 gr., limonade gommée, froide, et à petits coups; solution de sirop de groseilles froide; cataplasmes émollients sur les régions épigastrique et hypocondriaque droite; lavements émollients; diète absolue.)

Le 22, à six heures du soir, la malade est un peu mieux; les vomissements ont cessé; l'épigastre et l'hypocondre ont moins de sensibilité; la tête est lourde; la douleur lombaire a fait place à un simple engourdissement; la peau est un peu moite; l'urine, qui n'avait pas paru depuis l'invasion de l'accès, est rouge et coule abondamment; pas de selles; sang couenneux; la malade, accablée, se sent défaillir. (Quelques cuillerées de bouillon de poulet, même boisson, cataplasmes, lavements, vingt-cinq sangsues au siége, si l'état de la malade s'aggrave avant mon retour.)

Le 23, la malade s'est trouvée froide hier vers dix heures du soir; elle s'est évanouie plusieurs fois dans la nuit; elle a eu du délire; les mêmes points douloureux ont reparu; les sangsues appliquées n'ont donné aucun soulagement.

Aujourd'hui, vers onze heures du matin, la malade est en moiteur; elle se trouve un peu mieux; toute la surface cutanée et les sclérotiques sont d'un jaune très foncé; la malade, extrêmement altérée, ne vomit plus; toutes les douleurs ont cessé; l'épigastre seul est resté sensible; faim nulle; plusieurs selles liquides; pouls et respiration presque naturels; grand accablement.

Diagnostic. Fièvre intermittente. (Sulfate de quinine, 60 c., à prendre en deux fois; la première dose en ma présence, la seconde une heure après, si l'état de la malade n'en contre-indique pas l'administration; décoction d'écorce de saule et de chêne, un demi-verre après chaque prise de sel; deux lavements; cataplasmes émollients; infusion de tilleul chaude, dans le froid et la sueur; limonade froide dans la chaleur; diète.)

Le 24, la prescription a été exécutée; la fièvre est survenue hier dans la soirée, insensiblement, sans frisson; elle a été plus forte que les autres. La malade, extrêmement rouge, a été dans un délire continuel; elle a chanté pour la première fois de sa vie, puis est tombée en syncope; on l'a crue morte; des évacuations alvines continuelles de matières verdâtres se sont jointes à des vomissements abondants. La malade a été très altérée; l'urine n'a pas coulé. En ce moment, huit heures du soir, la malade dort paisiblement depuis une heure; sa chemise est mouillée de sueur; son pouls, souple, ne donne plus que 70 pulsations par minute; la respiration est remarquable par sa lenteur; les vomissements et le dévoiement ont cessé dès l'apparition de la sueur; l'urine a coulé. (Sulfate de quinine, 60 c., à faire prendre en deux fois, à une heure d'intervalle. On réveille la malade pour lui faire avaler la première dose en ma présence; elle semble, en s'éveillant, se trouver au milieu d'étrangers; ses yeux sont égarés; *elle ne souffre nulle part;* elle avale le sel et un demi-verre de décoction amère, et se rendort.)

Le 25, au matin, la malade a dormi toute la nuit; elle n'a pas ressenti de fièvre; elle a mouillé trois chemises; elle n'a eu ni vomissements ni selles; l'urine, en petite quantité et rouge, a coulé librement; l'ictère est des plus prononcés. (Mêmes boissons; bouillon de poulet, quatre tasses; lait, deux tasses.)

Le 28, la malade n'a pas revu la fièvre : elle est bien; elle a bon appétit, bon sommeil; la force revient; l'ictère disparaît à vue.

Obs. III. Decorse, jeune femme de vingt-six ans, assez bien constituée, petite, brune, de médiocre embonpoint, sujette aux maladies, habitant une maison mal éclairée, sur un terrain assez élevé, mais couvert d'eau stagnante, éprouve, dans la soirée du 26 juillet, un petit frisson, suivi de chaleur. Le 27, la malade se trouve seulement *lassée*; néanmoins elle travaille.

Le 28, à dix heures du matin, tremblement qui dure cinq à six heures, suivi d'une chaleur ardente. La malade se trouve très mal; son état va en s'aggravant de moment en moment. A onze heures du soir, je vois la malade : depuis près de trois heures, elle a perdu l'usage de la voix; elle répond par signes à toutes les questions. Elle est couchée en supination. Interrogée sur le siége de son mal, elle place la main à l'épigastre, à la tête, aux lombes. Face vultueuse, paupières closes, peau sèche et brûlante; pouls dur, fréquent; cent cinquante et quelques pulsations par minutes; respiration fréquente, haletante, entrecoupée; le nombre des inspirations semble incalculable; langue blanche, large, rouge à sa circonférence; épigastre tendu et d'une sensibilité extrême : le poids même des couvertures est insupportable; le reste du ventre est indolent; nausées continuelles sans vomissements : la malade a eu ses selles ordinaires; elle urine très peu; l'urine est orangée, l'évacuation menstruelle a eu lieu régulièrement il y a quinze jours.

Diagnostic. Fièvre intermittente tierce, de fâcheux caractère. (Saignée de bras, de 250 gr.; bains de pieds irritants et répétés; compresses imbibées d'un mélange réfrigérant sur la tête et l'épigastre, renouvelées de minute en minute; deux lavements émollients; eau froide, tilleul pour boisson; diète.)

Pendant la saignée, que je pratiquai de suite, la parole revint; la malade ouvrit les yeux; la douleur de tête diminua beaucoup; celle de l'épigastre devint plus supportable, la douleur des lombes seule resta stationnaire; la parole était faible et interrompue par de fréquents soupirs; un quart d'heure environ après sa sortie de la veine, le sang présenta une couenne très épaisse.

Le 29, il y a eu de la sueur dans la matinée; la fièvre a totalement disparu; la malade ne se dit plus souffrante; elle n'est que *rompue*. (Sulfate de quinine, 1 gr. 20, à prendre à trois fois dans la nuit du 29 au 30, de deux en deux heures, depuis minuit. Après chaque dose, un verre de décoction concentrée d'écorce de saule et de chêne; repos au lit; diète absolue pendant toute la journée du 30.)

Le 1er août, la malade a pris ses paquets et sa tisane aux heures prescrites : bien-être toute la matinée du 30; malaise dans la soirée; sueurs abondantes ; aujourd'hui elle est très bien; l'appétit se manifeste: des aliments liquides, en petite quantité, sont accordés; la malade se lève. (Sulfate de quinine, 60 c., à prendre dans la soirée et dans la matinée du 2 août.

Le 4 août, la malade n'a plus ressenti de fièvre; elle travaille.

Obs. IV. Bucquet, cultivateur, marié, âgé de trente-huit ans, petit, brun, d'un tempérament caractérisé par la prédominance du système digestif, habitant une maison humide, peu éclairée, entourée de mares; n'ayant jamais été malade, après avoir éprouvé, pendant la journée du 1er août, du malaise, de l'anorexie, fut pris, vers dix heures du soir du même jour, d'un frisson léger, puis d'une oppression alarmante.

Je vois le malade le 2, à deux heures du matin : décubitus dorsal: la face est pâle, les yeux fermés, les traits naturels : le malade ne parle pas. Interrogé sur le siège de son mal, il indique, avec la main, l'épigastre, la tête, les lombes.

Peau froide, un peu humide; pouls élevé, fréquent, cent cinquante pulsations par minute, respiration presque insensible; le nombre d'inspirations est incalculable. Langue blanchâtre, humide; nausées sans vomissements, soif nulle; l'épigastre est tendu, sensible, et ne peut supporter le poids du drap. Le malade n'a pas eu de selles depuis la veille; il urine peu; l'urine est limpide et claire.

Diagnostic. Fièvre intermittente. (Saignée de bras, de 400 gr., bains de pieds irritants répétés; compresses imbibées d'un mélange réfrigérant sur la tête; lavement laxatif; eau vinaigrée, sucrée, froide; tilleul pour boisson ; diète.)

La saignée, pratiquée sur-le-champ, rendit la parole au malade; l'épigastre devint moins sensible; la tête se débarrassa; la douleur lombaire devint plus supportable.

Le 2, au soir, la prescription a été fidèlement exécutée. Le malade est en moiteur ; il a eu une selle; il est du reste dans l'état où je l'ai laissé le matin. Continuation des mêmes moyens.

Le 3, au soir, Bucquet commence à se trouver un peu mieux ; il a eu plusieurs selles liquides; l'épigastre n'est plus sensible ; la tête et les lombes sont dans l'état normal; la respiration est ample et naturelle; le pouls développé conserve encore un peu de fréquence. Le malade se dit *accablé.* (Sulfate de quinine, 1 g. 20 c., à prendre à quatre fois dans les douze heures qui vont suivre la chute de la fièvre ; un demi-verre d'infusion de centaurée après chaque prise.)

Le 6, je revois le malade ; il a pris le médicament fébrifuge ; il n'a plus ressenti de fièvre ; il travaille.

Obs. V. Freslon, jeune paysanne de seize ans, taille moyenne, tempérament faible, caractérisé par l'atonie du système lymphatique, non réglée, habitant une maison basse, humide, située dans une gorge, n'ayant d'autre ouverture que la porte, est depuis quinze jours dans un état désespéré.

Dès le premier jour de la maladie, cette jeune fille a eu des vomissements répétés et abondants de matières noires, des selles semblables. Dans le principe, elle était un jour très-mal, et le lendemain un peu mieux. Au jour de mieux elle ne vomissait point et n'allait point à la selle. Depuis dix jours, elle n'a que quelques heures de relâche chaque jour, et depuis quatre jours, elle a presque continuellement été dans l'état où je la vois; elle a pris des tisannes laxatives, rien autre chose.

Je vois la malade le 10 septembre, vers midi, au lit, immobile, en supination, dans un coma profond, insensible à tout excitant extérieur ; face hippocratique, yeux fermés, pupilles contractées et immobiles, trismus, corps décharné, peau sèche et brûlante ; respiration remarquable par sa lenteur, poitrine sonore dans toute son étendue, râle muqueux à droite. La malade toussait beaucoup les jours derniers ; pouls imperceptible ; lèvres et dents fuligineuses ; inspection de la langue impossible ; ventre ballonné, déjections continuelles et involontaires des matières fécales, incontinence d'urine. Dans les premiers temps, la malade avait beaucoup de peine à uriner.

Diagnostic. Fièvre intermittente. (Je me crois fondé à pronostiquer presque certainement une mort peu éloignée.) (Sinapismes et vésicatoires aux extrémités inférieures ; sulfate de quinine, 1 gr. 20, à faire prendre, en trois fois, d'heure en heure, à dater du moment où les accidents diminueront ; les dernières doses ne devant point être administrées, si l'accès redoublait avant leur administration : deux demi-lavements d'écorce de chêne et de saule ; dans le moment de calme, bouillon de bœuf ; infusion de tilleul pour tisane.)

Le 12, à deux heures après midi, la prescription a été exécutée. Le sulfate de quinine a pu être avalé avant l'apparition de l'accès, qui devant revenir à six heures ou environ, n'a paru qu'à neuf. Il n'y a pas eu de coma ; la malade a toujours eu la connaissance et la parole ; elle a été très rouge et très altérée. Elle est maintenant sans fièvre ; son air est hébété ; ses yeux fixés sur un même objet, présentent des pupilles très dilatées ; toute la bouche est fuligineuse, la langue sèche, dure, racornie. Elle répond par monosyllabes et avec difficulté ; plusieurs questions peuvent à peine lui arracher une réponse. Sa peau est fraîche, extrêmement sèche et terreuse ; son pouls est mou et lent, sa respiration naturelle ; elle tousse et crache de temps à autre ; le ventre est souple et indolent, excepté vers l'hypocondre gauche, où la main rencontre l'organe splénique gros et sensible à la pression ; les déjections ont cessé d'être involontaires ; la malade, sans appétit, est très altérée. (Sulfate de quinine, 60 centig., dont 30 en ma présence, et 30 autres dans une heure, si la fièvre n'est point survenue ; un quart de verre de décoction d'écorce après chaque prise ; eau de guimauve avec nitrate de potasse en tisane, bouillon de bœuf répété fréquemment.)

Le 18, on vient m'apprendre que la jeune Freslon n'a pas revu la fièvre, qu'elle commence à manger de bon appétit, que ses forces reviennent et qu'elle peut se tenir longtemps levée.

Obs. VI. Blanchoin, vieille paysanne de soixante-dix ans, brune, maigre, s'étant toujours bien portée, habitant depuis peu de temps une maison enfoncée dans les terres, et sise sur le bord d'un ruisseau, dont le rivage inégal retient chaque hiver des eaux qui se vaporisent pendant les chaleurs, est depuis douze jours tourmentée par des fièvres ; les deux premiers accès ont laissé d'abord un jour d'intervalle, puis sont ensuite revenus chaque jour, l'un le matin, l'autre le soir, en laissant fort peu de temps la malade en repos.

Dès les premières fièvres, des selles et des vomissements fréquents de matières noires et sanguinolentes ont eu lieu pendant les accès ; l'urine coulait lentement et difficilement.

Le 14 septembre, je vois la malade ; elle est assise dans un fauteuil, où elle est retenue par une femme, malgré les efforts qu'elle fait pour se lever : face hippocratique, œil égaré, mouvements continuels tendant à s'échapper et à saisir dans l'air des corps voltigeants qu'elle dit y apercevoir ; elle parle sans cesse ; ses discours sont incohérents ; elle se dit malade, mais incurable ; elle ne veut pas entendre parler de médecin ; elle ne me connaît pas sous ce nom.

Je recommande de laisser la malade libre, en la surveillant. Elle se lève brusquement, et fait plusieurs tours dans la chambre d'un pas mal assuré. Après maintes sollicitations, elle consent, quoique avec peine, à me laisser voir sa langue et explorer son pouls ; elle me dit qu'elle souffre à la tête et au bas du dos. Peau brûlante, aride, terreuse ; pouls petit, concentré, donnant cent cinquante pulsations par minute ; respiration accélérée, pénible ; l'auscultation et la percussion sont refusées ; bouche fuligineuse, sèche ; langue racornie ; ventre dur et sensible ; constipation depuis huit jours ; urines rares et claires ; soif très vive.

J'apprends que la malade est depuis huit jours dans l'état où je la trouve, mais que, dans la soirée et dans la nuit, alternativement chaque jour, elle s'endort pendant une heure, puis se réveille en pleine raison, reste deux ou quatre heures raisonnable, ensuite tremble un instant et redevient folle (1).

La fièvre intermittente double tierce me semble la cause de cette espèce d'aliénation; le pronostic me paraît fâcheux. (Huit sangsues à chaque apophyse mastoïde; bains de pieds simples; compresses imbibées d'un mélange réfrigérant continuellement appliquées sur la tête; sulfate de quinine, 1 gr., à faire prendre en deux fois, à une heure d'intervalle; commencer au moment où l'on s'aperçoit du retour à la raison; tilleul, eau sucrée, bouillon de bœuf, pas de vin.)

Le 17, on vient m'apprendre que la malade est bien. Les sangsues n'ont point été appliquées; la malade n'a pas été folle depuis qu'elle a pris ses *paquets*; elle demande à manger, ce qui lui est accordé.

Remarques sur les observations précédentes.

Le sujet de l'observation I, l'enfant Grignard, était le premier que je voyais si gravement frappé par la fièvre; mon diagnostic fut erroné. Préoccupé de ma première idée, ce ne fut qu'avec effort que je pus l'abandonner pour admettre la présence de la fièvre intermittente. La marche de la maladie était insidieuse, et, obligé, ne voyant pas le malade chaque jour, de me baser sur les observations des parents de l'enfant, je crois, par là, pouvoir être justifié de mon erreur. L'intermittence était si voilée, et le malade paraissait si accablé dans l'apyrexie, qu'il était bien difficile, pour ne pas dire impossible, aux personnes étrangères à l'art de saisir ce caractère. La fièvre tierce, chez cet enfant, revint trois semaines après l'administration du sulfate de quinine. Les accès furent nocturnes, peu violents et de courte durée. Le petit malade en fut tourmenté pendant quinze jours, et guérit spontanément.

(1) J'ai vu depuis bon nombre de follies intermittentes tierces sans aucune accélération du pouls.

J'ai vu une trentaine d'enfants malades comme Grignard.
J'ai bien rarement, chez les jeunes sujets, observé des vomissements ; le cerveau a presque toujours été chez eux l'organe
principalement affecté.

J'ai encore été induit en erreur pour le sujet de ma deuxième observation. J'avais pourtant traité l'enfant Grignard et
plusieurs autres fiévreux ; néanmoins je vis dans Lamy (Jeanne)
une gastro-hépatite : la fièvre ne s'était pas encore présentée
à moi avec ces symptômes. Plusieurs mois même après l'invasion de l'épidémie, quelques confrères distingués me dirent
ne rencontrer qu'encéphalites et gastro-entérites. Je fus à
portée, en plus d'une circonstance, de constater chez leurs
malades la présence unique de la fièvre intermittente. Quelques-uns, de bonne foi, en convinrent avec moi.

Grand nombre de fiévreux fut affecté comme le sujet de
cette observation.

Lamy (Jeanne) fut reprise de la fièvre le vingt-unième
jour après l'administration du sulfate de quinine ; elle eut
cinq accès de courte durée, type tierce ; elle prit quelques
tisanes amères, et la fièvre disparut. Cette malade éprouva
pendant une quinzaine de jours après du dévoiement, des
nausées, et la sensation pénible d'une boule dans l'estomac.

Quand j'arrivai auprès de la malade de la troisième observation, je me tins bien en garde contre l'intermittence ; aussi je
la retrouvai là où, sans être aussi bien prévenu que j'étais, on
n'aurait pu même la soupçonner. Cette malade n'a pas éprouvé de rechute.

Pour Bucquet, de ma quatrième observation, je me pro-
nonçai avec assurance ; le succès du mode de traitement jus-
tifia mon diagnostic. Vingt-deux jours après, Bucquet fut repris subitement par la fièvre. Cette fois elle fut moins violente ;
la quinine administrée, le malade n'a qu'un accès.

Chez la jeune Freslon, de l'observation cinquième, j'ai hé-
sité quelque temps ; je n'avais point encore vu de fiévreux à

cette période; et, en cette circonstance encore, les renseigne-
ments que je pouvais avoir n'étaient nullement propres à m'é-
clairer sur le vrai caractère de la maladie. Enfin, à force de
questions, et surtout à force de présomptions, je parvins à
établir mon jugement sur la présence de la fièvre. Je ne
comptais nullement sur la vie de cette malade, et je fus aussi
surpris que satisfait de la voir s'échapper des bras de la mort.

J'ai été appelé à donner des soins à une quarantaine de
sujets réduits à cet état; deux ont succombé, et ce furent les
seuls que je perdis pendant la durée de l'épidémie; et encore
j'ai la conviction intime, autant qu'on peut l'avoir en médecine, que leur mort est le résultat de l'administration intempestive du sulfate de quinine. L'une des victimes, femme de
cinquante-cinq ans, prit d'une seule fois les quatre doses, de
30 centig. chacune, au commencement du neuvième accès, et
expira quatre heures après; l'autre, homme de soixante-six
ans, au quinzième accès et au dernier degré du marasme,
avalait le remède à toute heure dans la fièvre comme dans
l'apyrexie. La mort le frappa deux jours après.

Presque tous les malades, arrivés à cette dernière période,
avaient pris des *médecines*, *émétique* ou *purgatifs*. J'appris
que la jeune Freslon avait eu recours deux fois à ce moyen
avant de s'adresser à moi. Cette jeune fille, dont la rate était
énormément tuméfiée, fut reprise de la fièvre double-tierce,
deux mois après sa disparition. Les accès parurent la nuit et
furent peu violents, mais se prolongèrent une partie de l'hiver;
la malade, pouvant néanmoins travailler, *n'y fit rien*, et la
fièvre disparut d'elle-même.

Quoique si singulièrement affectée, la femme Blanchoin,
dont la maladie fait le sujet de l'observation sixième, m'offre
la forme épidémique. Sans me flatter sur le sort de cette malade, j'avais déjà obtenu, par le sulfate de quinine, des succès
si inespérés, que j'eus la hardiesse de croire qu'il pouvait, en
cette circonstance, encore réussir. La femme Blanchoin a toujours joui depuis d'une fort bonne santé.

Aucun autre malade ne se présenta à moi affecté comme le

sujet de cette observation. Je rapporterai cependant encore ici, comme cas non moins extraordinaire, et qui semble se rattacher par quelque point au précédent, celui d'un jeune garçon de quatorze ans, en proie depuis trois semaines à la fièvre double tierce, traité d'abord par des *médecines*, puis, en désespoir de cause, par des fractions minimes de sulfate de quinine. Cet enfant présentait, avec un marasme effrayant, une contraction permanente des muscles fléchisseurs de l'avant-bras et de la jambe gauche; les trois quarts du jour et la nuit entière ces parties étaient dans un tremblement violent et continuel. Je le vis au cinquième jour de cette position : il avait d'ailleurs, dans le principe, présenté tous les caractères généraux de l'épidémie.

J'administrai le sulfate de quinine à la dose de 75 centig., en trois fois, dans le moment où le malade, quoique ses muscles fussent contractés, n'était point tourmenté par la chorée. Huit heures après la prise de la dernière dose du médicament, les membres reprirent leur rectitude et leur souplesse naturelles; le tremblement ne reparut plus.

Je pourrais fournir sur cette matière bon nombre d'observations intéressantes; mais, outre que la nature de ce travail me retient, j'aurai occasion de publier ailleurs ces faits, qui seront peut-être de quelque utilité pratique.

Au mois de novembre, le nombre des malades était considérablement diminué; les fièvres étaient beaucoup moins violentes.

Aux premiers froids de décembre, l'épidémie, qui antérieurement avait frappé les organes encéphaliques et abdominaux, sévit contre l'organe respiratoire. Je rencontrai douze fiévreux atteints de pneumonie intermittente bien caractérisée. Là encore, après avoir employé inutilement les saignées, j'eus recours à l'antipériodique, et j'obtins des résultats non moins prompts que satisfaisants.

Le reste de l'hiver, je ne vis pas un fiévreux; le mois de juin 1829 me donna quelques fièvres tierces peu graves; en août et septembre, même année, elles reparurent beaucoup moins communes, il est vrai, que l'année précédente, mais non moins terribles. En août, j'ai vu mourir, au troisième accès, un jeune homme de dix-huit ans, fortement constitué, qu'un malentendu avait privé du précieux médicament. La fièvre était double tierce, et portait sur le cerveau principalement. Ce jeune homme expira, baigné par des sueurs excessivement abondantes. Le 25 septembre 1829, le frère de ce sujet, âgé de vingt-deux ans, robuste, était depuis quinze jours en proie à une fièvre tierce cérébrale de violence modérée; saigné par les sangsues, huit jours auparavant, sans résultat avantageux, il s'avisa, un jour d'apyrexie, de prendre vingt et quelques grains de jalap. L'accès avança de plusieurs heures. Je vis ce malade bien purgé et dans un état voisin de la mort; je me proposai, s'il était assez heureux pour surmonter cet accès, de lui administrer le lendemain, 1 gr. 20 c. sulfate de quinine. Le 28, il put avaler le sulfate de quinine. Il n'a eu, le 29, que peu de fièvre. Je fis administrer, le 30, 90 centig.; aucun nouvel accès n'eut lieu. Ce jeune homme n'a plus ressenti de fièvre.

La cause des fièvres qui règnent chaque année dans les villages me semble devoir être rapportée, comme je l'ai déjà dit, à la situation des habitations, à leur mode de construction, au voisinage des fumiers et des abreuvoirs, et sans doute aussi au voisinage d'une lande immense, en grande partie marécageuse.

Mais ces causes réunies ne donnent, en général, tous les ans qu'un très petit nombre de fiévreux, eu égard à la multitude des malades de 1828. Cette véritable épidémie, qui, de mémoire d'homme, n'avait pas eu d'analogue dans ce pays, ne trouve-t-elle pas une explication assez satisfaisante dans les circonstances ci-dessus énoncées, dans une constitution atmosphérique particulière, déterminée par les pluies continuelles qui nous mouillèrent une grande partie de l'année 1828, et laissèrent notre pays inondé? et ne retrouvons-nous pas encore la même cause en 1829?

Le sulfate de quinine a été pour tous mes fiévreux la base du traitement, et je pourrais même dire, sans craindre d'avancer une erreur, qu'il a été pour eux le seul moyen thérapeutique vraiment efficace. Je citerai en preuve les observations I et II, où, trompé dans mon diagnostic, je mettais toute ma confiance dans les antiphlogistiques. Dans beaucoup d'autre cas j'ai voulu traiter rigoureusement la fièvre, suivant la *nouvelle doctrine*, et voici, en somme, ce que j'ai observé :

1° Les émissions sanguines n'ont pas supprimé une seule des fièvres sérieuses des mois de juillet, d'août, etc.

2° Chez le plus grand nombre, la première saignée pratiquée dans la chaleur de l'accès, en a évidemment diminué la violence et abrégé la durée.

3° Les saignées subséquentes ont presque toujours été, je ne dirai pas inutiles, mais nuisibles en ce qu'elles rendaient la prostration des forces plus marquée et plus effrayante. Quoique peu timide dans l'emploi de ce moyen, je ne l'ai peut-être pas poussé aussi loin qu'on l'a fait quelquefois ; mais il me semble que je tirais assez de sang pour, sinon triompher d'une véritable inflammation, au moins pour l'affaiblir singulièrement : cependant j'observai le contraire. D'ailleurs, j'aurais pu compter sur l'efficacité des évacuations sanguines abondantes et répétées, je leur aurais encore préféré la quinine. J'aurais trouvé dans cet agent thérapeutique un moyen plus prompt, plus sûr, et peut-être plus innocent par ses suites ; car je n'ai point de faits qui me puissent persuader que le quinquina, dans les fièvres intermittentes, donne des obstructions, des hydropisies ; au contraire, je crois pouvoir, dans le cas présent, venger le spécifique de ces calomnies si dangeureusement adoptées par un grand nombre, sans aucun examen, sur la foi de quelques autorités.

Ayant, moi-même, les idées communément reçues sur les effets du quinquina, et, partant, très attentif sur les suites de son administration, voici encore ce que j'ai observé :

Après le quinquina administré dès le second ou troisième accès, et même administré pour la seconde, souvent même pour la troisième fois, dès le début des récidives, je n'ai jamais trouvé d'obstructions, d'hydropisies, etc.

J'ai vu des engorgements hépatiques, et plus souvent spléniques, survenir chez des individus qui avaient gardé la fièvre pendant une quinzaine de jours ou plus, sans avoir pris aucun *fébrifuge*.

J'ai observé des engorgements des viscères chez des fièvreux qui ayant, au début de l'affection, pris le sulfate de quinine et recouvré la santé, avaient ensuite été repris par la fièvre et n'y avaient plus voulu opposer aucun remède. Chez ceux-ci, les obstructions ne se manifestaient qu'après huit ou dix accès de récidive au moins.

J'ai vu, par l'administration du quinquina, des engorgements énormes de la rate et du foie, des hydropisies disparaître entièrement en quelques semaines.

Bodinier, jeune fille de dix ans, avait été pendant sept mois tourmentée par la fièvre, tantôt tierce, tantôt double-tierce; de nombreux purgatifs avaient été administrés infructueusement à cette enfant; la fièvre enfin avait disparu spontanément; mais les trois quarts de la cavité abdominale étaient remplis par la rate tuméfiée. L'anasarque était très prononcée, les yeux étaient larmoyants, la face pâle, bouffie, luisante, les lèvres violettes, le pouls petit, intermittent; l'appétit bon, mais la moindre nourriture ingérée rendait la suffocation imminente. J'ai fait donner à la malade 10 centig. de sulfate de quinine, soir et matin. Au bout de huit jours, l'enfant n'est pas reconnaissable; l'anasarque est totalement dissipée. J'ai fait continuer, aux mêmes doses, l'usage du médicament pendant un mois. A cet époque, la rate, diminuée des deux tiers, laissait à la petite malade une bonne santé. Je revois souvent cette enfant, que tout semblait vouer à la mort, et sa guérison, depuis un an, ne s'est pas démentie; elle a de l'embonpoint et de la fraîcheur.

On me fit un crime d'avoir osé administrer le quinquina, sans avoir, au préalable, fait vomir ou évacué par bas. On me fit également un crime d'oser interrompre, dès les premiers accès, le cours de la fièvre. Je devais voir tous mes malades devenir *hydropiques ou obstrués*. Depuis un an je n'ai encore rien vu de tel; tandis que, de ceux qui furent purgés, quelques-uns succombèrent, et tous virent leur état gravement empiré.

Les engorgements de la rate et du foie que j'ai rencontrés, m'ont paru être le résultat de la réaction fébrile accumulant le sang dans ces viscères, si abondamment pourvus de vaisseaux, et non de l'administration intempestive du quinquina : telle est la conclusion que l'observation attentive et suivie de faits nombreux m'a fait adopter. De là, conclurai-je au général? Je m'en garderai : je dirai seulement que, d'après les faits particuliers, on doit se défier de l'assertion générale contraire au quinquina; assertion désastreuse, puisqu'elle nous empêcherait, dans une affection si commune et qui porte de si funestes atteintes à certains organes, de recourir promptement au moyen unique et certain d'en suspendre les ravages.

Les trois quarts au moins de ceux qui me présentèrent des obstructions n'avaient même pas pris de quinquina.

Si la récidive a plus souvent lieu après la suppression de la fièvre par le quinquina, qu'après sa disparition spontanée, quelle conclusion raisonnable en devons-nous tirer? Que le quinquina, en faisant disparaître la fièvre, n'éloigne pas la cause qui l'a produite, et que cette cause, toujours présente, reproduit toujours la fièvre.

Une autre circonstance me paraît encore favoriser la récidive, c'est la longueur du temps pendant lequel on a gardé la fièvre, et l'habitude qu'en a contractée l'économie. J'ai vu bien moins souvent récidiver les fièvres supprimées dès leurs premiers accès, que celles qu'on avait laissées persister longtemps avant de les suspendre.

En dernière analyse, la récidive me paraît tenir à la permanence de la cause productrice de la fièvre et à l'habitude du mouvement fébrile qu'a contracté l'économie, habitude morbide, non sans analogue dans la pathologie.

J'ai administré de sulfate de quinine 60 centig., 1 gr. 20 même, dans une apyrexie, en fractions de 30 cent., de manière à ce que la dernière pût être donnée une heure environ avant l'époque calculée de l'accès. Dans l'impossibilité de faire avaler le médicament, je l'ai donné en lavement en pareille quantité, aux mêmes heures, faisant suspendre les doses en autant de demi-lavements amers, l'intestin étant préalablement lavé par l'eau tiède. Je n'ai point vu rejeter le médicament, par les estomacs mêmes qui vomissaient toujours pendant l'accès. Dans deux cas où 1 gr. 20 avaient été par erreur avalés d'une seule fois, il y eut des vomissements de matières rouges, une heure après l'ingestion de la substance, et la fièvre n'en fut pas moins supprimée.

J'ai entendu des malades qui avaient avalé le sel fébrifuge, se plaindre d'étourdissements, de bourdonnements et de tintements d'oreilles ; mais d'autres malades qui n'avaient point encore pris le médicament, m'accusèrent les mêmes symptômes.

Souvent l'accès qui suivit la première dose fut des plus violents : d'autres fois, et presque aussi souvent, la première administration du sulfate a, tout à coup, enrayé la marche de l'affection. Dans d'autres cas, plus rares, un violent mal de tête ou des douleurs déchirantes dans les membres remplacèrent l'accès.

Quand, aux premières prises du médicament, j'ai vu succéder un accès violent ou des douleurs de tête, etc., j'ai, contre l'accès futur, doublé, triplé même la dose. En plus d'une circonstance, j'ai donné 1 g. 50 et même 1 g. 70, sans qu'il survînt aucun accident. Lorsque le premier accès se trouve supprimé, j'ai presque toujours fait prendre, aux heures de l'apyrexie suivante, une dose non moins forte que la première.

Je n'ai suivi que dans le principe le conseil de donner le fébrifuge pendant une quinzaine de jours à doses décroissantes. Je n'ai pas continué cette pratique, parce que j'ai remarqué que, malgré cette précaution, la fièvre reparaissait souvent, et qu'alors, pour en triompher, la dose du médicament devait être bien plus considérable et que son effet était toujours moins complet.

J'ai eu à me louer d'avoir, dans la troisième semaine après la disparition de la fièvre, donné le sulfate de quinine de 60 à 75 c., dans l'intention de prévenir la récidive. Je n'ai pratiqué cela qu'un très petit nombre de fois, et dans aucun de ces cas mon espoir ne s'est trouvé déçu.

Pendant les prodrômes de l'affection, lorsqu'il n'y avait encore que des lassitudes, du malaise, de l'anorexie, j'ai administré à plusieurs personnes, et pris moi-même le sulfate de quinine : tous, en deux ou trois jours, nous recouvrâmes notre santé habituelle, sans avoir éprouvé d'accès.

Je dois remarquer ici que je n'ai point eu de médication particulière pour les femmes enceintes atteintes de fièvre : à quelque époque qu'elles fussent de la gestation, la quinine ne détermina chez aucune le moindre dérangement dans la grossesse.

Je fus appelé auprès d'une femme enceinte de huit mois, qui avait la fièvre tierce depuis quinze jours, et qui, me dit-on, expirait; je la trouvai agonisante. Je m'empressai, au moyen du forceps, d'extraire de la matrice, dont le col était suffisamment dilaté, un enfant mâle, vivant, bien conformé et *bien portant*. Le placenta vint immédiatement après, accompagné seulement de quelques cuillerées d'un liquide roussâtre. Malgré tous les soins, la mère expira deux heures après, sans avoir donné en ma présence le moindre signe de sensibilité. C'était le jour de la fièvre; elle l'avait tremblée ce jour-là beaucoup plus longtemps qu'à l'ordinaire, avait ressenti quelques coliques, puis était tombée tout à coup dans l'état où je la trouvai. Voilà ce que j'appris, et ce qui m'enhardit dans le traitement des fièvres des femmes grosses.

Je n'ai pas trouvé une seule fois le sulfate de quinine infidèle. Il me semble que dans les cas où le médicament manque de supprimer la fièvre, on doit attribuer cet insuccès, ou à son administration timidement ou inconsidérément dirigée, ou bien à ce qu'on prend pour des accès de fièvre les paroxysmes des inflammations. Je ne parle point des cas où l'intermittence symptomatique s'est jointe à une affection organique; dans ceux, au contraire, où l'intermittence a précédé une affection organique et l'a déterminée, je suis convaincu qu'on obtiendra, par le sulfate de quinine, quelquefois une guérison complète, et presque toujours au moins un soulagement considérable.

Les maladies dont nous connaissons le moins la nature sont celles dont nous triomphons le mieux. Fixer mes idées sur le siége d'une affection qui ferait presque le désespoir de la raison médicale, telle n'a point été mon ambition; je n'ai pu faire qu'une seule ouverture de cadavre; elle ne m'a rien appris.

Quelques médecins ont cru pouvoir placer le siége des fièvres intermittentes dans le système nerveux. Cette opinion n'a pour moi rien d'insoutenable; les accès de fièvre se rapprochent par plus d'un point des attaques des maladies nerveuses.

Le système nerveux ganglionnaire joue peut-être dans les fièvres un rôle important; peut-être même en lui seul se passe le principal phénomène de l'intermittence.

La Flèche, Impr. d'E. JOURDAIN,